MENTON

ESSAI CLIMATOLOGIQUE

SUR

SES DIFFÉRENTES RÉGIONS

PAR

le Dr JACQUES-FRANÇOIS FARINA

Docteur en médecine et en chirurgie,
Ancien interne de l'hôpital de Pammatone (Gênes),
Médecin et chirurgien de la ville et de l'hôpital de Menton,
et des communes de Castellar et de Sainte-Agnès, etc.

PARIS

J.-B. BAILLIÈRE ET FILS

LIBRAIRES DE L'ACADÉMIE IMPÉRIALE DE MÉDECINE
rue Hautefeuille, 19.

Londres,
Hipp. Baillière, 219, Regent street.

New-York,
Baillière brothers, 440, Broadway.

MADRID, C. BAILLY-BAILLIÈRE, PLAZA DEL PRINCIPE ALFONSO, 16.

1863

Prix 1 fr. 25 c.

ESSAI CLIMATOLOGIQUE

SUR LES DIFFÉRENTES RÉGIONS

DE MENTON

Paris. — Imprimerie de L. MARTINET, rue Mignon, 2.

ESSAI CLIMATOLOGIQUE

SUR

LES DIFFÉRENTES RÉGIONS

DE MENTON

PAR

le Dr JACQUES-FRANÇOIS FARINA

Docteur en médecine et en chirurgie,
Ancien interne de l'hôpital de Pammatone (Gênes),
Médecin et chirurgien de la ville et de l'hôpital de Menton,
et des communes de Castellar et de Sainte-Agnès, etc.

PARIS

J.-B. BAILLIÈRE et FILS

LIBRAIRES DE L'ACADÉMIE IMPÉRIALE DE MÉDECINE

rue Hautefeuille, 19.

Londres,	**New-York,**
Hipp. Baillière, 219, Regent street.	Baillière brothers, 440, Broadway.

MADRID, C. BAILLY-BAILLIÈRE, PLAZA DEL PRINCIPE ALFONSO, 16.

1863

A

M. GAVINI DE CAMPILE

**Officier de la Légion d'honneur,
Commandeur des ordres de Saint-Maurice et Saint-Lazare, etc.,
Officier de l'instruction publique, Maître des requêtes au conseil d'État,
Préfet du département des Alpes-Maritimes.**

MONSIEUR LE PRÉFET,

Mon double but en vous présentant ce travail, est de vous offrir un témoignage de ma haute considération, et de plaider la cause d'un pays qui reconnaît dans la question de climatologie les éléments de sa future prospérité.

Si l'accomplissement de ce double devoir parvient à attirer un instant votre attention, j'aurai obtenu la récompense que j'ambitionne le plus.

Je suis avec respect

Votre très humble serviteur,

Dr JACQUES-FRANÇOIS FARINA.

ESSAI CLIMATOLOGIQUE

SUR LES DIFFÉRENTES RÉGIONS

DE MENTON

CHAPITRE PREMIER.

HISTOIRE, TOPOGRAPHIE ET HISTOIRE NATURELLE DE MENTON.

§ 1er. — Esquisse historique.

La route si pittoresque de la Corniche vient aboutir, à peu de distance de la frontière italienne, à Menton, petite ville gracieusement assise au bord de la mer. Ce pays formait autrefois la majeure partie de la principauté de Monaco ; à la suite des événements de 1848, il fut réuni administrativement au royaume de Sardaigne, dont il fit partie pendant treize ans. Plus tard Menton, comme Nice et les pays voisins, vota son annexion à l'Empire français, et concourut à former le nouveau département des Alpes-Maritimes.

§ 2. — Topographie.

Cette petite ville s'élève en amphithéâtre sur une colline située au centre d'une baie gracieuse, de 5 à 6 kilomètres d'extension, depuis le cap Mortola à l'est, au cap Martin à l'ouest.

Sa physionomie est celle de presque toutes les villes du littoral ; elle présente deux parties bien distinctes. La ville haute ou vieille ville, où les maisons se pressent l'une contre l'autre, dans des rues étroites et tortueuses, et montent en amphithéâtre pour venir se grouper au pied des ruines d'un ancien château seigneurial qui sert maintenant de cimetière. C'est là la ville primitive, dont les habitations seraient privées d'air et de soleil, si la déclivité du sol ne remédiait en partie à ce défaut.

La ville basse est toute moderne : sa construction ne remonte guère qu'au commencement de ce siècle ; elle est entièrement située au bord de la mer.

La colline sur laquelle est bâtie la ville forme un petit promontoire qui divise en deux petites baies le golfe de Menton : l'une, *Garavan*, à l'est, plus petite ; l'autre, plus grande, à l'ouest, appelée *Sinus pacis* par les anciens. Les terrains qui entourent la baie de Garavan sont très irréguliers, et, sauf le plateau de peu d'étendue appelé le *Pian*, les collines prennent naissance à moins de 200 mètres du rivage, et donnent par leurs ondulations un aspect très pittoresque au paysage.

Dans l'autre baie, au contraire, les collines sont plus éloignées de la mer ; elles en sont séparées en moyenne par une zone de 600 mètres à peu près. C'est de ce côté que s'étend la nouvelle ville ; là commence la rue principale, qui traverse longitudinalement le pays ; c'est là que l'on vient de créer la nouvelle promenade du Midi ou des Palmiers.

Le terrain qui s'étend autour de cette baie est partagé en trois vallées : *Carei, Bouïrigh, Gorbio*. Ces vallées, tout en offrant à l'étranger un but délicieux de promenade, ont aussi leur importance climatologique, qui mérite d'être étudiée séparément.

Une couronne de hautes montagnes, en partant de la *Turbie*, à l'ouest, jusqu'au *Berceau*, à l'est, forme un large demi-cercle qui enserre complétement tout le territoire de Menton. Ces

rochers gigantesques, tout en opposant une impénétrable barrière aux vents du nord, contras-
tent agréablement avec les collines verdoyantes
et les jardins d'orangers qui s'étalent à leur
pied. On aperçoit à différentes élévations les
villages de Castellar, Castillon, Sainte-Agnès,
Gorbio, remarquables par leurs positions et par
quelques ruines qui attestent encore les luttes
du moyen âge, lorsque toutes les populations de
la Méditerranée avaient à souffrir des incursions
des pirates barbaresques.

§ 3. — Géologie.

Je n'ai pas l'intention de faire ici une description complète de Menton sous le rapport géolo-
gique ; je me bornerai à indiquer que les géolo-
gues peuvent y reconnaître trois époques distinctes, représentées par le calcaire jurassique,
le nummulitique et le crétacé inférieur ; que le
calcaire est interrompu en divers endroits par
de longs bancs de grès tertiaire, comme, par
exemple, près de Roquebrune ; que le calcaire
compacte dolomitique se trouve réuni au calcaire
nummulitique d'une manière plus tranchée dans

le côté est du golfe de Menton, et spécialement dans les localités de Garavan, des Bausi-Rossi et de la Mortola, endroits si bien étudiés par le savant géologue M. Brelo.

§ 4. — Végétation.

La fertilité du sol de Menton est due à la persévérance et au travail obstiné de ses habitants, qui ont su transformer des collines arides en de riches plantations de citronniers, en mettant à profit les débris de ces masses calcaires dont la lente désagrégation est opérée par l'influence de la pluie et du soleil.

Peu de pays peuvent, comme Menton, offrir pendant l'hiver le spectacle d'une végétation aussi luxuriante et toujours verte. Le sol est partout couvert de forêts d'oliviers séculaires, de citronniers aux feuilles lustrées et persistantes, dont la végétation unique fournit plusieurs récoltes par an, et de massifs d'orangers chargés de leurs fruits; le tout entremêlé de lauriers-roses et de palmiers. Les violettes tapissent partout le terrain et embaument l'air de leur doux parfum.

Eu égard au peu d'extension du territoire, la flore de Menton est d'une richesse extraordinaire ; sans entrer dans aucun développement qui m'écarterait trop de mon but, je me bornerai à indiquer ici le beau travail que vient de publier sur ce sujet M. Ardoino. Et comme il est facile de déduire de la végétation d'un pays ses qualités climatologiques, cette appréciation sera toute à l'avantage de Menton.

§ 5. — Tempérament des habitants.

Le savant docteur Carrière, qui peut à juste titre réclamer l'honneur d'avoir le premier fait connaître l'importance médicale de Menton (1), fait observer que la rareté des pluies, l'uniformité de la température, la douceur des hivers, doivent déterminer des maladies énervantes produites par la prédominance du système lymphatique sur la circulation du sang.

« On ne tarde pas à se convaincre que les » faits concordent avec les prévisions ; il n'y a » qu'à parcourir pendant quelques heures la

(1) *Le climat de l'Italie sous le rapport hygiénique et médical.* Paris, 1849.

» ville et la campagne, pour reconnaître que la
» population porte en général les caractères du
» tempérament qui abaisse la force musculaire
» et appauvrit le sang. »

Cependant, quelque juste que soit cette observation, on ne peut refuser aux habitants du
pays un tempérament robuste, ainsi que le prouvent les cas de longévité qui se présentent fré-
quemment. Et si la génération actuelle présente
les caractères du tempérament lymphatique,
cela est dû non-seulement aux conditions locales,
mais encore à la mauvaise nourriture forcément
employée pendant de longues années par les habitants. Les mauvais logements contribuent aussi
sans doute à ce résultat; car, dans les vieux
quartiers, des familles entières sont entassées
dans une seule chambre ne recevant le jour que
par une ouverture percée à l'est ou à l'ouest; ce
qui constitue un état de choses dont les consé-
quences seraient bien plus désastreuses si l'air
de la campagne, où l'on va travailler toute la
journée, ne venait en neutraliser les effets. La
prédominance du système lymphatique doit être
également attribuée à l'usage de contracter les
mariages dans le pays, le plus souvent entre pa-

rents, véritable moyen de perpétuer les maladies des familles : car si, dans le règne animal, l'amélioration des races est due au croisement, rien ne favorise davantage leur dégénération, si ce n'est la reproduction entre individus ayant le même type et les mêmes qualités physiques.

CHAPITRE II.

MÉTÉOROLOGIE.

§ 1er. — Importance du climat de Menton.

Je viens de parler brièvement des conditions générales de Menton, il me reste maintenant à faire connaître ce qui a rapport à la température.

Je m'abstiendrai de tout parallèle entre la température de Menton et celle des localités voisines, Nice, Cannes, Hyères, etc., parce qu'elles se trouvent sur la même ligne climatologique, et que mon intention se borne à mettre en relief les conditions avantageuses de mon pays.

Fodéré, au commencement de ce siècle, attira le premier l'attention des médecins sur l'importance de Nice, Villefranche, Menton. Le docteur Provençal, vers 1848 (1), parle assez avantageusement de cette ville ; ce petit opuscule ne manque pas de mérite, ainsi que le fait remarquer M. le docteur Carrière (2).

(1) *Topographie médicale du comté de Nice.*

(2) *Le climat de l'Italie sous le rapport hygiénique et médical.* Paris, 1849.

Ce dernier recueillit avec impartialité toutes les notions climatologiques de chaque localité propre à devenir une station hivernale pour les malades. A la suite de la publication de son ouvrage, les plus illustres médecins de France et de l'étranger commencèrent à recommander à leurs malades un pays si richement doté par la nature.

Depuis cette époque parurent successivement les ouvrages remarquables de M. Abel Rendu (1), du docteur Bennet (de Londres) (2), du docteur Bonnet de Malherbe (3), de M. de Longpérier (4), du docteur Price (5). Enfin mon collègue le docteur Bottini vient de publier tout récemment à Paris un livre très intéressant comme étude de l'influence du climat de Menton dans les maladies de la poitrine.

Ces nombreux écrits prouvent abondamment l'importance de cette station hivernale. Il n'y a donc pas lieu de s'étonner de la prospérité toujours croissante de notre pays; car si les établis-

(1) *Menton, Roquebrune, Monaco,* 1848.
(2) *Mentone and the Riviera.* London, 1861.
(3) *Du choix d'un climat d'hiver.* Paris, 1861.
(4) *L'hiver à Menton.* Paris, 1861.
(5) *The winter climate of Mentone.* London, 1862.

sements d'eaux thermales doivent souvent leur vogue à la mode du jour, aux plaisirs et divertissements qu'ils offrent aux baigneurs, on ne peut en dire autant d'un petit pays qui ne peut offrir aux étrangers que les charmes de la nature, un ciel pur, un air tiède et doux, embaumé de parfums enivrants, et une végétation sans pareille. Aussi M. le docteur de Pietra-Santa, vivement impressionné par tant d'avantages, en faisait récemment mention dans son rapport au ministre d'État (1).

§ 2. — Observations météorologiques.

Les observations météorologiques que possède Menton sont dues surtout à la persévérance de deux notabilités du pays. M. de Monléon nous a donné ses observations pendant une période de vingt-sept ans, de 1818 à 1844. Il a noté le minimum et le maximum de chaque année. Quoique cette statistique ne soit pas assez complète, ainsi que le fait observer M. Carrière, elle a le grand avantage d'établir en principe : 1° que la température s'abaisse au-dessous de zéro une fois cha-

(1) *Les climats du midi de la France, et leur influence sur les maladies chroniques de la poitrine.* Paris, 1862.

2.

que dix ans ; 2° que le minimum des moyennes hivernales pendant vingt-sept ans peut être établi à presque 8 degrés centigrades ; 3° que le maximum de la chaleur pendant l'été dépasse rarement 30 degrés centigrades : et puisque ce chiffre ne s'est présenté que trois fois durant la période sus-énoncée, on peut établir le maximum des moyennes de l'été pendant tout ce temps à 28 degrés centigrades.

Il est à regretter que nous n'ayons aucune série d'observations pour la période de 1844 à 1850.

M. de Bréa, sous-intendant militaire en retraite, nous a donné un excellent travail, qui présente dans un tableau synoptique les observations faites pendant dix ans, de janvier 1851 au 10 décembre 1860 (1). Ce tableau nous offre la statistique des moyennes annuelles et décennale comparatives, et, chose très utile, donne en plus du travail de M. de Monléon, la température moyenne de chaque mois. Au moyen de ces observations, il est établi que la température moyenne annuelle de Menton ne s'élève pas pendant l'été au-dessus de 26 degrés centigrades, et qu'elle ne descend

(1) Voyez page 59.

pas pendant l'hiver au-dessous de 7 degrés ; qu'on peut évaluer la moyenne décennale à 24°,1 centigrades pour maximum, et à 9°,3 pour minimum.

J'ai commencé moi-même en 1861 une troisième série d'observations décennales (1). Ces observations ne peuvent coïncider parfaitement avec celles de M. de Bréa, parce que ce dernier divisait les vingt-quatre heures de la journée en trois parties, à chacune desquelles correspondait une observation ; mon but étant de faire servir mon travail à la science médicale, j'ai cru devoir présenter trois observations faites entre le lever et le coucher du soleil, suivies du minimum de la nuit. Malgré cette différence, mes observations, faites dans les mêmes conditions de localité, coïncident avec celles de M. de Bréa. Enfin, si l'on réunit toutes les observations de cette longue période de douze ans, malgré les différentes méthodes employées, on aura une appréciation exacte de la température de Menton, en établissant la moyenne de chaque saison par les chiffres suivants : hiver, 9°,6 centigrades ; printemps, 15°,3 ; été, 23°,6 ; automne, 16°,8.

(1) Voyez page 67.

Les moyennes de chaque mois des observations barométriques varient entre 753^{mm},9 et 764^{mm},3 ; les oscillations annuelles entre 738 millimètres et 773^{mm},3.

Les moyennes mensuelles des observations de l'hygromètre de Saussure varient de 48°,4 à 61°,5 ; les oscillations annuelles, de 35° à 67°.

§ 3.—Vents, et élévation des montagnes qui forment l'enceinte de Menton.

Nous n'avons pas de séries d'observations sur les vents qui règnent à Menton ; mais pour peu que l'on considère la position topographique et la configuration du terrain, on peut facilement se convaincre que les vents qui dominent sont ceux de l'est et du sud-ouest ; les vents du nord ne sauraient y pénétrer, à cause de l'insurmontable barrière des hautes montagnes qui entourent le pays.

Il en résulte que Menton, étant uniquement exposé aux vents dont la température est plus élevée, n'est pas sujet aux variations atmosphériques que l'on remarque, par exemple, dans la rivière de Gênes, variations causées par les vents du nord.

En effet, la nature a entouré ce pays d'une double chaîne de montagnes qui forment autour de lui un rempart impénétrable aux vents du nord. La première est formée par la chaîne principale des Alpes qui séparent notre département du Piémont; elle a une élévation moyenne de 2500 mètres au-dessus du niveau de la mer. La seconde, qui doit son origine à la bifurcation du mont Brauss au-dessus du village de Castillon, est disposée irrégulièrement en un demi-cercle dont les deux côtés descendent à la mer : l'un à l'ouest, suivant les crêtes du Farget (1220 mètres), de Cime d'Ours (1210 m.), de l'Aiguille (1300 m.), de l'Agel (1137 m.), et de la Turbie (521 m.); l'autre à l'est, en passant par les sommets du Rasel (1260 m.), du Mulacé (1300 m.), du Gramond (1378 m.), et enfin du Berceau (1109 m.), qui, en s'inclinant vers la mer, forme les derniers échelons de cette barrière qui finit à la Croix de la Mortola et aux Bausi-Rossi.

Ce rideau gigantesque, et surtout non interrompu, qui se développe au nord de Menton, est donc formé d'une série de pics dont la moyenne dépasse 1200 mètres d'altitude, et ces pics sont reliés l'un à l'autre par des défilés qui, dans leur plus forte dépression, atteignent néanmoins toujours 900 mètres, excepté au col de Castillon, qui descend à 720.

De là résulte la petite différence que l'on remarque dans la température des diverses localités des deux baies de Menton : celle de Garavan est plus exposée aux vents du sud-ouest, étant séparée des vents de l'est par les Bausi-Rossi ; tandis que l'autre ressent davantage les vents de l'est, à cause de sa position et de sa surface plus étendue.

CHAPITRE III.

CLIMATOLOGIE.

§ 1ᵉʳ. — Classification des climats.

Nous venons de déterminer la température de Menton, non-seulement d'après les observations météorologiques, mais encore en la déduisant de la configuration du sol. Il nous reste maintenant à étudier chaque localité en particulier, comme moyen de combattre les différentes formes des maladies chroniques de la poitrine.

Le docteur de Pietra-Santa, que je suis heureux et fier de citer au nombre de mes amis, fait observer avec raison dans son récent rapport au ministre d'État (1), que « les classifications fon- » dées sur les qualités thérapeutiques ne sont » sanctionnées ni par l'expérience, ni par l'obser- » vation clinique; purement théoriques, tracées » dans le silence du cabinet, elles ne correspon-

(1) *Les climats du midi de la France. Mission scientifique ayant pour objet d'étudier leur influence sur les affections chroniques de la poitrine.* Paris, 1862.

» dent pas à la réalité ; on y voit figurer des
» stations où l'on trouverait à grand'peine un
» abri pour des malades, et des villes où aucun
» climatologiste ne doit songer à envoyer des
» valétudinaires. » Il préfère la classification des
climats en deux groupes correspondant aux catégories principales des maladies de poitrine. Le
premier comprend les stations hivernales tempé-
rées, où l'air est doux, un peu mou, sédatif,
chargé d'un peu d'humidité (Madère, Pau,
Venise, Rome, Pise).

Le deuxième renferme les principales stations
du littoral de la Méditerranée (Hyères, Cannes,
Nice, Menton, Ajaccio, Alger, Naples), où l'air est
tonique, sec, stimulant.

Il admet ensuite que dans une même station il
existe des quartiers distincts dont les éléments
constitutifs se groupent de manière à former les
deux types de climats correspondant aux deux
catégories d'affections pulmonaires.

Pour venir ensuite à une application pratique
des climats, il recommande le premier groupe
dans la forme *éréthique*, qui, animée par l'élément
subinflammatoire avec les réactions de l'élément
nerveux, devient plus nuisible dans ses effets,

plus rapide dans sa marche, par les sympathies étendues et violentes qu'éveille l'excitation. Il indique le second groupe comme moyen propre dans la forme *torpide*, qui, greffée sur une constitution lymphatique ou scrofuleuse, représente l'*alanguissement* et la dénutrition ; les impressions y sont obtuses, la force vitale manque pour résister à la naissance et aux progrès du mal.

Je crois que la division proposée par le docteur de Pietra-Santa, et l'application qu'il en fait aux différentes formes des maladies de la poitrine, sont fort justes et basées sur de consciencieuses observations cliniques. M. Gueneau de Mussy avait déjà indiqué cela dans ses leçons cliniques sur les causes et le traitement de la tuberculisation pulmonaire.

Je dois ajouter qu'elle coïncide parfaitement avec mes vues pratiques, et qu'elle correspond du reste à la marche des maladies lentes de la poitrine dans notre pays. Pour venir à l'appui de ce que j'avance, je veux rapporter ici quelques conclusions que j'ai pu tirer de l'exercice médical que je professe dans cette ville depuis de longues années ; mes idées seront, je l'espère, partagées par mon savant collègue, le docteur Bottini.

§ 2. — Maladies dominantes.

A cause de sa position, Menton n'a pas de maladies *endémiques*; les constitutions médicales annuelles s'y ressentent seulement des variations plus ou moins rapides de la température. Voilà pourquoi nous avons, à l'approche de l'hiver, les affections inflammatoires des organes de la poitrine, et, pendant l'été, celles causées par le plus de stimulation dans les voies intestinales. Les maladies du système nerveux sont très fréquentes, mais elles cèdent généralement aux secours de l'art médical, et donnent lieu rarement à des affections chroniques. Il est vrai qu'elles sont plus nombreuses que celles des autres systèmes, mais cela doit être attribué à la constitution des habitants chez lesquels domine l'élément nerveux. Les maladies du système sanguin sont fréquentes, mais se guérissent facilement. La *chlorose* surtout, qui affecte souvent les jeunes filles, n'est pas de longue durée, et se guérit assez facilement, ainsi que le démontre la nombreuse progéniture dont sont dotées, en général, les familles de Menton.

La phthisie, ce fléau de toutes les grandes villes,

se montre aussi à Menton. Elle assume quelquefois la forme scrofuleuse, à cause de la constitution lymphatique des habitants, et par suite de germes héréditaires ; dans ce dernier cas, elle est souvent mortelle. Mais le plus ordinairement elle se présente comme conséquence d'un état phlogistique ; alors l'influence du climat et la médecine réussissent souvent à en arrêter les progrès, même dans une période avancée.

Les maladies rhumatiques sont peu nombreuses en proportion des autres, et, quand elles affectent la forme aiguë, elles ne sont pas rebelles à un bon traitement. La goutte se présente rarement, si ce n'est comme maladie héréditaire dans trois grandes familles ; du reste les accès ne sont pas aussi longs ni aussi douloureux que dans d'autres localités plus froides. Les maladies de la peau sont inconnues, ainsi que les fièvres intermittentes dues à une cause miasmatique.

§ 3. — Qualités climatologiques des différents quartiers.

Cette courte digression suffit pour prouver les qualités bienfaisantes du climat de Menton. Il nous reste à démontrer, suivant le principe établi par le docteur de Pietra-Santa, que les deux variétés de climats peuvent se trouver réunies dans certaines localités.

Du côté de l'est, à l'endroit où le *Berceau* plonge ses dernières ramifications dans la mer, se trouve d'abord le quartier des *Cuses*. Ce quartier, dont la déclivité est très prononcée vers la mer, est traversé par la route impériale à mi-hauteur. La frontière italienne se trouve à peu de distance ; elle est formée par le pont Saint-Louis, jeté sur un précipice à une hauteur effrayante.

Cette région, exposée au midi et au couchant, est rendue encore plus chaude par la réverbération des rayons du soleil qui viennent frapper les énormes rochers contre lesquels elle est adossée : c'est à juste titre qu'on peut l'appeler la serre chaude de Menton.

Après les *Cuses*, nous traversons le quartier de *Garavan* : c'est le point central de la petite baie de ce nom ; la pente des terrains y est moins rapide, et ne commence qu'à près de 200 mètres de la mer.

Ce quartier est presque aussi chaud que le précédent.

Nous trouvons ensuite le quartier du *Pian*,

magnifique position qui pourra plus tard être utilisée par la création d'établissements considérables. Les quartiers de *Sainte-Marie* et de *Sainte-Anne* se trouvent sur la même ligne et dans la même position que le *Pian* ; si cette dernière localité est plus exposée au couchant, en revanche les deux autres sont plus abritées du vent par la colline sur laquelle est bâtie la vieille ville.

Toutes ces régions, déjà couvertes de charmantes villas et de nombreux hôtels, se trouvent à proximité de la mer, et elles doivent faire partie du groupe des climats secs. Les positions plus élevées et intérieures de Sainte-Marie, de Garavan et des Cuses peuvent se rattacher à l'autre groupe.

La baie occidentale est également traversée dans toute sa longueur par la route impériale. Cette route est entourée de belles et élégantes villas qui forment la portion la plus considérable de la nouvelle ville ; c'est le quartier qui offre les plus jolies promenades aux étrangers : celle du midi, située au bord de la mer ; ensuite celles qui serpentent le long des vallées, en suivant les routes pittoresques et accidentées qui aboutissent aux villages voisins.

3.

Cette région est traversée par trois torrents qui, prenant leur source dans les montagnes, viennent se jeter dans la mer. Le lit de ces torrents est toujours à sec pendant l'été, on n'y voit guère de l'eau que pendant l'hiver et après de grandes pluies.

Le terrain de cette région présente d'abord une surface plane de 600 mètres à peu près de largeur, après laquelle prennent naissance de gracieuses collines qui vont, en s'élevant les unes au-dessus des autres, se relier aux montagnes que nous avons décrites. C'est là que l'on peut trouver les deux groupes de climats sus-énoncés. En effet, en tirant une ligne droite à partir du torrent *Fossan*, au travers des dernières ondulations des collines de *Ciappe*, de *Saint-Michel*, des *Vignasses* et *Pigautiers*, jusqu'aux terrains les plus élevés de *Carnolès*, on obtiendrait un large quadrilatère qui, éloigné, en moyenne, de 600 mètres de la mer, sur une longueur de près de 2 kilomètres, présenterait une surface plane de 1 200 000 mètres carrés. Le côté sud en serait formé par la route impériale, le nord par les collines que nous venons d'énumérer, l'est par la ville, et l'ouest par le cap Martin.

On pourra peut-être m'objecter que le voisinage des torrents doit forcément rendre moins chaudes ces localités; cette observation, quoique juste pour les terrains qui bordent les torrents, ne saurait s'appliquer aux endroits les plus élevés dont nous avons voulu faire une mention spéciale.

Tout le monde sait, en effet, que lorsque les vents d'est ou de sud-ouest soufflent avec violence le long du rivage de la mer, ces quartiers se trouvent parfaitement abrités, et ne s'en ressentent nullement; la proximité des montagnes les garantit des vents du nord, et leur donne en outre cette température tiède et légèrement humide, qualités requises pour former le premier groupe de climat.

§ 4. — Température des différents quartiers de Menton.

En établissant la moyenne hivernale de la température de Menton d'après les observations de M. de Bréa et les miennes, j'ai donné comme chiffre certain 9°,6 centigrades au-dessus de zéro. Il me reste à faire observer que cette moyenne ne saurait rigoureusement s'appliquer aux différentes localités que nous venons d'examiner, car ces observations ont été faites dans le centre de la ville et dans la partie la plus froide, à cause du courant d'air établi par le torrent du *Fossan* qui traverse la ville en cet endroit.

Il suffit de jeter à peine les yeux sur la configuration du terrain pour se convaincre que cette moyenne doit être un peu plus élevée pour les quartiers des *Cuses*, de *Garavan*, et peut-être pour la partie supérieure de la zone quadrilatère dont nous venons de parler ; qu'elle doit être à peu près la même pour les quartiers du *Pian*, *Sainte-Marie*, *Sainte-Anne* et ceux du littoral de la baie occidentale. On peut en trouver facilement la preuve : 1° dans la situation des Cuses et Garavan, adossés aux montagnes du *Berceau* et *Bausi-Rossi* ; 2° parce que le côté nord du quadrilatère reçoit l'action bienfaisante du soleil depuis le matin jusqu'au soir, et est totalement abrité des vents par des accidents de terrain ; 3° les quartiers de *Sainte-Marie* et *Sainte-Anne* sont moins exposés au couchant, parce que les rayons du soleil sont interceptés par la colline même de la ville.

En voulant citer d'autres preuves que la configuration du terrain, j'aurais désiré apporter ici des chiffres, résultat d'observations exactes faites dans chaque localité ; mais ces observations à peine commencées dans quelques quartiers, n'existent même pas dans d'autres. On ne pourra donc obtenir une appréciation exacte que lorsque le gouvernement aura adopté le projet de M. de Pietra-Santa pour l'érection d'observatoires locaux.

Quoi qu'il en soit, je ne veux pas manquer de rapporter ici le peu d'observations locales que j'ai pu recueillir : d'abord les moyennes mensuelles que le docteur Siordet a bien voulu me communiquer pour le quartier supérieur de Sainte-Anne, pendant l'hiver 1861-1862; les observations qu'il a faites pendant les mois de novembre et décembre 1862, au quartier *Condamine* (baie occidentale); celles faites au *Pian,* dans les mêmes deux mois par le docteur Price, et ensuite les observations publiées par le docteur Bennet pour le quartier Sainte-Anne inférieur.

Le docteur Siordet, qui habitait l'hiver dernier la villa *Helvetia,* quartier Sainte-Anne supérieur, a fait des observations depuis le mois d'octobre jusqu'au mois d'avril. Il résulte de ces chiffres rapportés dans l'ouvrage du docteur Price, que la moyenne mensuelle du minimum de la tempé-

rature n'est pas descendue au-dessous de 7°,3
centigrades, et celle du maximum ne s'est pas
élevée au-dessus de 20 degrés centigrades.

Moyennes mensuelles des observations du docteur Siordet
(villa Helvetia).

	MINIMUM.		MAXIMUM.	
1861-62.	Therm. Fahrenheit.	Therm. centigr.	Therm. Fahrenheit.	Therm. centigr.
Octobre. .	61,6°	16,3°	69,7°	20,8°
Novembre.	52,4	11,2	60,0	15,2
Décembre.	47,8	8,4	55,5	12,4
Janvier. .	44,6	7,3	52,7	11,3
Février.. .	46,6	8,0	55,6	12,5
Mars. . . .	50,6	10,3	60,6	15,2
Avril. . . .	55,5	12,4	68,2	19,6

Le docteur Bennet, fixé depuis trois hivers à
la pension anglaise, quartier inférieur de Sainte-
Anne, donne, dans son ouvrage sur le climat de
Menton, cinq mois d'observations pour l'hiver
1859-1860, et six mois pour l'hiver 1860-1861.
Le résultat de ce travail fixe le minimum de la
température mensuelle à 4°,5 et le maximum à
16°,4 centigrades pour le premier hiver, et à
6°,1 le minimum, 14°,2 le maximum pour le second.

Moyennes mensuelles des observations du docteur Bennet
(pension anglaise).

	MINIMUM.		MAXIMUM.	
1859-60.	Therm. Fahrenheit.	Therm. centigr.	Therm. Fahrenheit.	Therm. centigr.
Décembre.	43,3	6,1	51,0	10,5
Janvier...	44,7	7,3	52,2	11,0
Février ..	40,0	4,5	50,9	10,4
Mars. ...	44,9	7,4	56,2	13,0
Avril. ...	50,0	10,0	61,8	16,4
1860-61.				
Novembre.	47,5	8,3	55,7	12,5
Décembre.	44,5	7,2	58,6	14,2
Janvier ..	43,3	6,1	52,4	11,2
Février ..	45,0	7,4	53,8	11,8
Mars. ...	46,3	8,0	58,6	14,2
Avril. ...	49,2	9,6	54,0	12,0

Si l'on compare ces diverses observations avec celles faites dans le centre de la ville, on trouvera une légère différence en moins pour les moyennes du minimum de la ville, tandis que le maximum est toujours le même, et peut-être un peu plus élevé en ville. Le docteur Siordet a eu l'obligeance de me communiquer les observations qu'il a recueillies pendant les mois de novembre et décembre derniers, au quartier Gondamine (baie occidentale). Ces observations sont identiques avec celles que je faisais à la même époque, dans l'intérieur de la ville, ainsi qu'avec celles que le docteur Price faisait en même temps dans le quartier du *Pian* (baie orientale).

D'après tout ce qui précède, il est facile de fixer le chiffre de 9°,6 pour la moyenne de l'hiver à Menton. Cette moyenne doit s'appliquer à toute la baie occidentale, ainsi qu'à toute cette partie de la baie orientale qui s'étend depuis la ville jusqu'au quartier du Pian. Ce chiffre sera probablement un peu plus élevé pour les quartiers de Garavan, et des Cuses, à cause de la configuration particulière du terrain. On peut établir aussi que toutes les localités situées au bord de la mer des deux côtés de la ville présentent les qualités requises pour figurer dans le groupe des climats toniques ; que les localités les plus élevées du côté oriental, ainsi que celles qui se trouvent dans le quadrilatère indiqué, peuvent se ranger dans l'autre groupe comme moins exposées aux vents.

CHAPITRE IV.

DES STATIONS D'HIVER ET DES RÉSIDENCES D'ÉTÉ.

§ 1ᵉʳ. — Température de Menton comparée aux stations hivernales d'Italie.

Quoique je ne veuille m'occuper ici que du climat de Menton, sans soulever aucune question de prééminence avec les localités voisines, je pense qu'il sera utile toutefois de faire connaître les rapports qui existent entre la température de notre pays et celles des principales stations d'hiver d'Italie.

Le docteur Carrière (1), avec cette impartialité qui l'honore, se fondant sur les observations recueillies dans chaque localité, établit de la manière suivante la température de :

	Hiver.	Printemps.	Été.	Automne.
Naples. .	9,8°	15,2	23,8	16,8
Rome. . .	8,1	14,29	22,91	16,49
Sienne. .	5,2	12,4	21,7	14,0
Florence.	7,6	10,24	23,7	15,33
Pise . . .	7,82	14,82	23,23	17,31
Venise. .	3,35	12,64	22,82	13,26

(1) *Le climat de l'Italie sous le rapport hygiénique et médical.* Paris, 1849.

La moyenne des différentes saisons de Menton,
basée sur les observations des douze dernières
années faites avec la plus scrupuleuse exactitude,
se résume par les chiffres suivants : hiver, 9°,6 ;
printemps, 15°,3 ; été, 23°,6 ; automne, 16°,8. Par
conséquent le climat de Naples seul pourrait être
considéré comme supérieur, et encore cette su-
périorité est-elle presque insignifiante, si l'on
considère les changements si rapides de température qui ont lieu dans ce pays, où les vents, qui
se succèdent avec rapidité dans le cours de la
journée, changent le caractère du climat, et occa-
sionnent tantôt un froid vif et sec, tantôt une
atmosphère chaude et humide. Menton se trouve
au-dessus de toutes les autres stations hivernales
sus-énoncées, et si la différence n'est pas très
grande avec Rome, elle est énorme avec Pise,
Sienne et Venise (1).

§ 2.— Influence du climat dans les différentes périodes de la phthisie.

Je ne veux pas dire par là que Menton soit la
meilleure de toutes les stations hivernales, et

(1) Carrière, *Climat de l'Italie.*

l'indiquer comme la seule propre au traitement des maladies chroniques de la poitrine ; au con-traire, je suis convaincu que les différentes for-mes ainsi que les diverses périodes de ces mala-dies exigent une localité plutôt qu'une autre, et quoique la température de Pise et Venise soit moins élevée que la nôtre, ces deux localités sont préférables dans la période avancée de ces mala-dies. Rome est une station convenable pour ces malades qui ne peuvent se détacher d'une grande ville, que la monotonie d'un petit pays fait dé-périr, qui ont besoin d'excitations continuelles puisées dans les sensations produites par la vue de nouveaux objets.

La question d'un climat ne doit pas être un intérêt de simple localité, mais bien une question d'intérêt humanitaire, comme agent principal de guérison dans les maladies de la poitrine, et plus spécialement dans la phthisie. Je dirai avec Gueneau de Mussy : « La phthisie pulmonaire est » la manifestation d'une diathèse, c'est-à-dire » d'une disposition constitutionnelle innée ou » acquise, qui a pour condition pathogénique très » importante, sinon pour cause directe, un affai-» blissement de la force plastique, de la force

» organique, et qui très souvent se développe à
» l'occasion d'une incitation locale. Du concours
» de ces circonstances ou de la diathèse seule
» naît un produit morbide qui, à son tour, réagit
» sur l'organisme et provoque des désordres fonc-
» tionnels (1). »

Dans le traitement de cette maladie, l'attention du médecin doit être attirée d'abord par les éléments essentiels ou primordiaux, auxquels viennent s'ajouter, comme éléments accidentels ou secondaires, ces troubles locaux et généraux qui sont la conséquence du produit morbide et des conditions individuelles au milieu desquelles la phthisie se développe. Or, on ne peut combattre la diathèse et les conditions qui peuvent en favoriser l'évolution sans l'emploi de certains moyens hygiéniques, parmi lesquels on doit mettre en première ligne un climat convenable.

Des médecins distingués, d'accord avec M. Gueneau de Mussy, croient que la phthisie peut se guérir à toutes les périodes ; cependant l'expérience nous démontre que lorsqu'à la suite des désordres locaux, le travail suppuratif a pris une

(1) *Causes et traitement de la tuberculisation pulmonaire,* leçons professées à l'Hôtel-Dieu en 1859. Paris, 1860.

grande extension, de manière à léser les plus importantes fonctions, l'action des médicaments et l'influence du climat se réduisent alors à peu de chose.

§ 3. — Durée du séjour dans les stations d'hiver.

Je fais dépendre la guérison de la phthisie de deux conditions indépendantes des remèdes thérapeutiques: de l'époque où l'on commence à employer le changement de climat, et de la durée de ce changement. A l'ordinaire, les médecins se décident à envoyer les malades dans un climat plus tempéré lorsque les lésions organiques sont déjà en train de formation, quelquefois lorsqu'elles sont arrivées à un tel point qu'il faudrait demander à l'influence du climat une action presque miraculeuse.

Je ne veux pas en cela accuser les médecins d'imprévoyance, car je sais que pour beaucoup de malades le conseil de changer de climat équivaut presque à une condamnation : les affections de famille, le pays, l'idée d'un exil volontaire, quoique par raison de santé, sont autant de motifs qui font retarder aussi longtemps que possible l'emploi de cette mesure. Mais si le changement de climat était considéré, non comme la dernière ressource de l'art, mais bien comme le principal moyen de guérison, cette répugnance presque universelle des malades cesserait à bon droit, et les stations médicales seraient loin de présenter une si funèbre statistique.

L'organisme humain ne saurait éluder les lois générales de la nature : ainsi nous voyons qu'une plante que les qualités impropres du sol ou les conditions de l'atmosphère font dépérir, doit nécessairement être transplantée dans des conditions plus propices. Aussi M. Gueneau de Mussy, pénétré de l'importance du climat, dit dans ses leçons : « L'air est le premier des aliments, il est » aussi dans la phthisie le premier des médica-» ments; il ne fournit pas seulement les matériaux nécessaires à l'hématose, il introduit » encore dans l'économie des substances absor-» bables, auxquelles il sert de véhicule; il exerce » une action topique sur la membrane muqueuse » respiratoire. »

Or, si l'on admet qu'un air pur peut donner à l'organisme des principes régénérateurs, il est raisonnable de croire que plus cette bienfaisante influence sera continuée, plus les effets en seront durables. Au reste, l'expérience clinique nous prouve que le plus grand nombre de cas de guérison pour la phthisie se rencontre toujours chez les malades qui ont fait un plus long séjour dans les pays tempérés, et non chez ceux qui n'ont fait pour ainsi dire que les traverser. Mon opinion est que l'acclimatation dans un pays tempéré est si importante, que tout malade qui prend la résolution de quitter son pays pour chercher un climat plus doux devrait se résigner à le faire, non pour un seul hiver, mais bien pour quelques années.

Plusieurs médecins, je le sais, ne partagent point cette opinion ; ils considèrent comme nuisible la séparation trop prolongée des malades d'avec leurs habitudes, leurs affections, et comme chose utile pour l'organisme les sensations variées produites par le changement des lieux. Mais considérant qu'on ne saurait en un seul hiver arrêter les progrès d'une phthisie pulmonaire, ou la guérir, et que les déplacements trop souvent répétés risquent de compromettre les bons effets de la résidence dans un pays chaud, je persiste à croire que l'acclimatation est une chose essentielle pour les maladies de la poitrine. Je ne prétends pas, en établissant ce principe, que les malades doivent passer les autres saisons dans les mêmes endroits où ils ont hiverné ; au contraire, d'après l'avis des plus illustres médecins, tous les pays considérés comme favorables au traitement de la phthisie pendant l'hiver doivent être abandonnés l'été, parce que le traitement de cette maladie exige des conditions de température moins élevées pendant la saison chaude ; mais cette transition ne doit pas être trop brusque. Il ne faut pas surtout que les habitants du Nord quittent les pays tempérés au printemps, car rien n'est plus dangereux dans ces maladies. Telle est, du reste, l'opinion de Gueneau de Mussy : « Que les malades ne reviennent pas » dans nos contrées à l'époque qu'on salue du » poétique nom de printemps. C'est la plus mauvaise saison de l'année, la plus féconde en maladies, et surtout en affections des organes » respiratoires. »

La température de Menton, qui ne dépasse pas en moyenne 15°,3 centigrades au printemps, n'offre rien de trop énervant, et acquiert même, à cause des parfums de la végétation sans égale dont l'air est imprégné à cette époque, des qualités stimulantes propres à faciliter ce travail de réparation organique que cherche à obtenir la médecine. On pourrait aussi, dans cette saison, mettre à profit un autre agent pour ces maladies, les bains de mer, dont la salutaire influence est incontestable dans la forme scrofuleuse.

§ 4. — Résidence d'été pour les phthisiques.

La Suisse est habituellement choisie comme résidence d'été par les malades atteints de phthisie. Le voyage se fait en général vers la fin du mois d'avril, et les malades, fatigués de l'isolement dans lequel ils viennent de passer l'hiver, le font précéder presque tous d'une excursion en Italie.

La transition est trop rapide entre le calme des lieux qu'ils viennent de quitter et l'animation des grandes et belles capitales qu'ils visitent, et dont la température encore froide forme un autre contraste dangereux.

En Suisse commencent les promenades, les ascensions de montagnes, les excursions. Toutes ces causes réunies produisent souvent une telle excitation, qu'elle suffit à paralyser quelquefois les bons effets du séjour d'hiver; et j'ai observé souvent que le travail de cicatrisation, bien acheminé à la fin de l'hiver, se trouvait ralenti ou détruit même après un été passé dans les montagnes. Guidé par ces observations, je recommanderai toujours aux malades de phthisie de choisir, pour échapper aux effets d'une température trop élevée, une position intermédiaire, apte à leur donner tous les avantages, sans compromettre les bons résultats obtenus ; j'en excepte les maladies qui exigent un traitement spécial dans quelque établissement thermal.

§ 5. — Saint-Dalmas de Rende.

On trouve à peu de distance de Menton un endroit avantageusement doté par la nature de toutes les conditions requises pour devenir un séjour d'été, *Saint-Dalmas de Rende*, situé dans la partie supérieure de la vallée de la Roïa.

La route impériale de Nice à Turin traverse, au-dessus de Sospello, le col de Brouis, pour déboucher à la *Giandola*, dans la vallée de Saorgio. La route est alors entièrement percée dans le roc, et suit le cours sinueux de la Roïa. On ne saurait décrire le spectacle grandiose que présente la nature dans cet endroit. La vallée est

profondément encaissée entre de hautes montagnes taillées à pic, au fond desquelles se préci-
pite le torrent, laissant à peine la largeur nécessaire pour le passage de la route. Un peu plus
loin, près de la nouvelle frontière française, au
Fontan, le paysage change entièrement d'aspect,
devient plus gracieux, et l'on voit la route ser-
penter au milieu des riantes prairies de Rende,
jusqu'au col de ce nom, qu'elle franchit par d'in-
nombrables lacets pour descendre ensuite dans
les fertiles plaines du Piémont. A moitié chemin,
entre Rende et Fontan, se trouve Saint-Dalmas.
C'était autrefois un ancien couvent ; devenu propriété particulière, il vient d'être restauré et
converti en un hôtel assez spacieux ; tout autour
s'étend un bois planté de sapins et de mélèzes,
que traverse le torrent de la Briga à son con-
fluent avec la Roïa.

Les bâtiments actuels peuvent contenir cin-
quante lits, mais on pourrait y créer à peu de
frais un superbe établissement d'été. Les bains
et l'étang de natation, mieux emménagés et
agrandis, pourraient fournir de précieux secours
à l'art médical, car l'abondance des sources et
leurs excellentes qualités minérales les rendent

propres à la création d'un magnifique établissement hydrothérapique.

A dix minutes de l'hôtel se trouve un plateau
couvert de châtaigniers séculaires, où l'on pourrait élever des chalets et des villas pour les familles qui préfèrent leur intérieur à la vie d'hôtel.

Les bois de châtaigniers du Val d'Enfer, la
route de Rende et celle de Briga forment autant
de jolies promenades à portée de l'établissement.
La température y est fraîche et légèrement humide ; elle dépasse rarement 21 degrés centigrades. Me trouvant à Saint-Dalmas le 4 du mois
d'août 1859, par une chaleur vraiment excep-
tionnelle, le thermomètre y marquait 26 degrés
centigrades, lorsqu'il s'élevait le même jour à 38
à Turin et à 32 à Menton. Les touristes ne sauraient trouver un endroit plus propice à leurs
excursions. Le col de Rende, le *mont Bego*, les
mines de plomb argentifère, déjà exploitées par
les Romains, ainsi que l'attestent les hautes ga-
leries coupées en ogive, les trois lacs des *Mer-
veilles*, ceux de la *Madeleine*, situés sur le ver-
sant du *mont Clapier*, qui s'élève à plus de
3000 mètres au-dessus du niveau de la mer,
peuvent être le but d'autant d'excursions inté-

ressantes qui rayonnent pour ainsi dire autour de Saint-Dalmas. C'est là que l'on pourrait créer à peu de frais un centre réunissant les beautés de la nature, et répondant en même temps aux exigences des malades qui ne peuvent, à cause de leur état, entreprendre un long voyage.

Comme cet établissement est situé à peu de distance de deux grandes villes, Nice et Coni, et relié avec elles par des services journaliers, il serait facile de se procurer les objets nécessaires, le lait, la viande, le gibier, et même la venaison, se trouvant abondamment sur place.

On doit habiter Saint-Dalmas depuis le commencement de juin jusque dans la première quinzaine de septembre. La nouvelle route qui va s'ouvrir entre Menton, Sospello et Rende permettra bientôt de considérer cet endroit comme un point intermédiaire servant à relier entre elles les saisons d'hiver que l'on passerait au littoral.

§ 6. — Conclusions.

L'étude de l'influence du climat comme moyen curatif dans les maladies lentes de poitrine nous fournit les conclusions suivantes :

1° Si la phthisie est susceptible de guérison

à ses diverses périodes, la guérison est moins certaine dans la phthisie *aiguë;* elle peut être considérée comme plus facile dans la forme *sub-aiguë*, qui passe ordinairement à l'état chronique, et qui, se trouvant liée le plus souvent à une diathèse scrofuleuse, laisse par la lenteur de son développement plus de prise aux remèdes thérapeutiques et à l'influence du climat.

2° Pour que le climat puisse concourir par son influence à la guérison des tubercules, il faut se servir de ce moyen dès le commencement de leur formation, et ne pas attendre que l'extension des lésions organiques rende plus problématiques les effets salutaires de cet agent.

3° Les climats chauds et secs ou toniques ne conviennent pas aux personnes frappées de phthisie ou prédisposées à cette affection, lorsqu'elles sont douées d'un tempérament nerveux et irritable, parce que l'exagération de la force vitale produit une réaction trop vive. Les climats de Madère, Pise, Venise, Pau, conviennent à ces dernières.

4° Les climats toniques, stimulants, tels que Naples, Nice, Menton, Hyères, Cannes, etc., doivent être choisis de préférence par les personnes douées d'un tempérament mou, lymphatique, peu irritable, dont les fonctions digestives s'accomplissent avec peu d'activité, comme aussi pour celles chez lesquelles domine l'élément scrofuleux.

5° Il est nécessaire que les malades changent de climat dès les commencements de leur affection, et, après avoir choisi celui qui pourra mieux leur convenir, ne se contentent pas d'y faire un séjour de quelques mois, mais bien d'y demeurer jusqu'à leur guérison radicale.

6° L'élément nerveux pouvant se trouver réuni avec une marche *subaiguë*, même dans la forme chronique et à fond scrofuleux, on devra choisir dans les diverses localités qui forment le groupe des climats toniques les différentes positions, soit au bord de la mer, soit dans l'intérieur des terres, selon la plus ou moins grande réaction de l'organisme.

7° Menton, quoique placé dans le groupe des climats secs ou toniques, offre distinctement deux régions : l'une, plus excitante, le long du rivage de la mer ; l'autre, moins stimulante, que nous avons déjà déterminée dans les terrains qui en sont situés à quelque distance.

Le but de ce petit opuscule étant seulement d'indiquer les différents lieux ou régions qui constituent le territoire de Menton, j'ai omis tout ce qui a rapport à la description des promenades du pays et autres indications. Tous ces détails se trouveront en abondance dans les ouvrages des écrivains qui m'ont précédé. L'étranger peut se procurer toutes les publications sur Menton et son climat au riche bazar de M. Amarante.

A peine connu depuis sept ans, Menton peut dès à présent loger près de 300 familles dans les villas, maisons, pensionnats ou hôtels (1).

C'est du reste à peu près le chiffre des étrangers qui passent cette année l'hiver dans notre pays. Que les Mentonais continuent dans cette voie de prospérité et de progrès, qu'une émulation bien entendue leur fasse réaliser les principales améliorations qui restent à faire, et dans peu de temps la petite ville naguère inçonnue ne sera plus reconnaissable ; à cet effet et dans l'intérêt de tous, je prends la liberté d'adresser à mes concitoyens quelques conseils contenus dans le chapitre suivant.

(1) Pour les renseignements de location de maison, s'a-
dresser à l'agence *Willoughby* et *Roggieri*.

CHAPITRE V.

CONSEILS.

Dans le cours de ce petit ouvrage, d'après les observations des hommes les plus compétents, j'ai d'abord assigné à Menton la place qui lui revient de droit dans le groupe des climats tempérés et toniques; j'ai ensuite démontré avec quelle raison le docteur de Pietra-Santa établissait que dans les stations hivernales du Midi se trouvent réunies deux zones à peu de distance l'une de l'autre, pouvant suffire aux exigences diverses du traitement des maladies de la poitrine; j'ai ensuite assigné nominativement à l'une ou à l'autre de ces zones les diverses localités que l'on trouve de chaque côté de la ville.

Mais je croirais manquer à mon devoir, si, après avoir désigné le but, je n'indiquais aussi les moyens essentiels pour l'obtenir.

L'association est le seul moyen pour arriver à

ces résultats grandioses que les forces séparées de chacun en particulier ne sauraient atteindre. Aussi voyons-nous chaque jour réaliser des choses prodigieuses au moyen de très petits capitaux qui, réunis ensemble, permettent d'entreprendre des opérations colossales. C'est aux associations que Menton devra bientôt son agrandissement et sa prospérité.

Deux conditions sont absolument indispensables pour obtenir ce résultat : volonté bien déterminée et célérité dans l'exécution. Que les propriétaires et la municipalité de la ville aient sérieusement la volonté d'exécuter les travaux nécessaires, et que l'on s'empresse de recueillir, au moyen de l'association des petits capitaux éparpillés, une somme assez considérable qui permette de les entreprendre. On pourrait obtenir par ce moyen une bonne opération pour chacun, qui deviendrait en même temps la source de la prospérité générale du pays.

Nous avons indiqué comme avantageux dans certaines maladies de la poitrine tout l'espace qui, dans la baie occidentale, s'étend entre la route impériale au sud, et les collines de Saint-

Michel, Rigaudi, Vignasses, Pigautiers, et Carnolès au nord. C'est là qu'il faudrait ouvrir un
grand cours relié à la route actuelle par de
nombreuses rues de traverse. Ces travaux, d'une
exécution facile, permettraient d'utiliser un espace immense de terrain qui serait bientôt couvert de jolies villas pour les étrangers, ainsi que
de maisons pour le nombre toujours croissant
des habitants de la ville.

J'ai indiqué aussi dans la baie orientale un
certain nombre de localités qui, par leur élévation
au-dessus du niveau de la mer, peuvent figurer
dans le groupe des climats moins excitants, mais
ces localités sont dépourvues d'accès pour y
arriver. Il est donc indispensable d'ouvrir une
nouvelle route qui, partant de la promenade
actuelle de Sainte-Anne élargie, traversant les
quartiers les plus élevés de Sainte-Marie, des
Figaréas, du Pian, et de Garavan, irait re-
joindre la route impériale dans le quartier des
Cuses.

Ce projet, tout en permettant d'utiliser des
localités excellentes par leurs conditions climatologiques, doterait aussi d'une magnifique pro-

menade le côté oriental de la ville, où le besoin s'en fait vivement sentir.

Ces travaux n'ont rien d'impossible et ne sont pas au-dessus des ressources d'une petite ville. Il suffirait, pour en réaliser l'exécution, que l'autorité municipale de la ville voulût bien accorder son patronage et l'influence de son autorité, en contribuant aussi dans une certaine proportion à ces travaux. Il faudrait, en second lieu, que tous les propriétaires des quartiers intéressés formassent entre eux une association où chacun contribuerait au prorata de la valeur de sa propriété. Ce moyen donnerait lieu à la formation d'un actif social suffisant pour payer les indemnités requises par les expropriations et les travaux à exécuter. De cette façon, en garantissant à chacun la valeur des terrains à céder, les actionnaires auraient à diviser entre eux le bénéfice de la société, largement représenté par la plus-value acquise par leurs propriétés, que des communications faciles et agréables permettraient désormais d'utiliser.

Savoir saisir à temps le moment favorable, voilà souvent tout le secret de la prospérité d'un pays. Ce moment est arrivé pour Menton, qui a déjà pris un grand développement : si l'on sait en profiter, le succès définitif est assuré.

Je finirai donc en exhortant mes concitoyens à élever de leurs propres mains l'édifice de leur commune prospérité ; à ne pas permettre que d'autres, plus actifs ou plus entreprenants, s'en approprient l'avantage ; à empêcher, en un mot, que le courant qui se dirige maintenant vers nos rivages fortunés ne prenne une autre direction au profit de quelque localité voisine moins bien dotée par la nature, mais ne laissant échapper aucune circonstance pour réussir. Je leur répéterai enfin que la plus grande garantie qu'ils puissent offrir aux capitaux considérables déjà employés dans le pays consiste surtout dans les développements exigés par les circonstances, et qu'il faut savoir donner à propos.

Si mes observations pouvaient servir à donner l'impulsion aux travaux d'utilité publique reconnus nécessaires, je me croirais trop heureux d'avoir, dans la mesure de mes forces, contribué à la prospérité d'un pays devenu depuis de longues années pour moi une seconde patrie.

TABLEAUX SYNOPTIQUES

DES

OBSERVATIONS MÉTÉOROLOGIQUES

FAITES A MENTON (ALPES-MARITIMES),

PAR M. DE BRÉA,
Sous-intendant militaire en retraite.

Depuis le 1er janvier 1851 jusqu'au 31 décembre 1860 inclusivement (soit pendant 3653 jours).

Moyennes mensuelles de la température à Menton (thermomètre centigrade).
Observations faites à 6 heures du matin, et à 2 et 10 heures du soir.

	ANNÉES										MOYENNES.
	1851	1852	1853	1854	1855	1856	1857	1858	1859	1860	
Janvier............	10,6	10,0	11,7	11,5	8,0	10,5	7,3	6,9	7,5	9,4	9,3
Février............	10,0	9,5	7,6	10,2	10,9	10,5	9,2	9,7	9,5	7,8	9,5
Mars..............	11,6	10,5	10,2	13,8	12,5	11,8	12,0	10,9	12,5	10,5	11,6
Avril..............	16,6	12,1	15,1	15,6	16,7	13,8	13,5	15,3	14,3	13,5	14,6
Mai...............	17,0	19,1	17,7	20,7	18,4	15,8	17,0	16,9	17,5	17,9	17,8
Juin...............	23,1	21,8	21,5	22,7	21,5	20,5	21,4	23,1	20,4	20,5	21,6
Juillet............	24,1	25,2	25,5	25,6	24,0	23,6	23,6	22,1	25,5	26,6	24,1
Août..............	25,1	23,5	25,5	25,5	25,2	24,0	23,5	22,2	25,2	22,0	24,1
Septembre.........	21,2	20,6	21,5	21,8	20,8	19,0	21,2	20,9	21,4	20,3	20,8
Octobre...........	17,6	18,0	17,6	18,7	17,7	17,4	17,7	17,6	17,3	17,4	17,9
Novembre.........	9,5	15,3	13,8	12,3	12,3	10,8	12,1	11,0	13,4	11,5	12,2
Décembre.........	9,2	12,5	10,2	11,5	8,0	9,3	10,1	9,0	7,6	8,5	9,5
Moyennes	16,3	16,5	16,5	17,5	16,3	15,8	15,8	15,3	16,0	15,1	16,1

BEAU.

Nombre de jours pendant lesquels le soleil a paru sans nuages.

	ANNÉES										TOTAL.
	1851	**1852**	**1853**	**1854**	**1855**	**1856**	**1857**	**1858**	**1859**	**1860**	
Janvier........	19	21	15	14	14	11	21	25	22	11	173
Février........	17	25	13	20	8	14	18	10	19	19	163
Mars..........	18	23	12	20	11	11	17	22	24	19	177
Avril	15	18	17	14	16	13	14	19	15	12	153
Mai...........	17	19	6	8	17	11	20	21	17	18	154
Juin..........	28	17	14	12	16	20	21	23	15	12	178
Juillet........	25	23	24	21	17	22	27	23	24	22	228
Août..........	27	24	22	24	23	20	22	22	22	23	229
Septembre.....	17	18	19	19	17	12	20	21	15	17	175
Octobre	16	15	14	15	14	19	17	19	11	21	161
Novembre......	17	12	13	13	11	21	23	15	18	11	154
Décembre......	26	19	13	20	21	18	26	24	15	13	195
Total.	242	234	182	200	185	192	246	244	217	198	2140

NUAGEUX ET SOLEIL.

Nombre de jours pendant lesquels le soleil a paru avec des nuages.

	ANNÉES										TOTAL.
	1851	1852	1853	1854	1855	1856	1857	1858	1859	1860	
Janvier........	1	1	5	5	4	3	4	2	2	7	34
Février.......	5	0	5	4	3	5	2	6	1	1	32
Mars.........	4	0	4	4	5	6	5	2	2	9	41
Avril	3	0	8	10	5	3	2	5	7	3	46
Mai.	2	1	4	5	7	6	5	3	4	2	39
Juin.........	0	2	4	2	5	2	2	2	4	9	32
Juillet........	0	1	2	7	10	6	1	2	6	4	39
Août...... ...	1	1	2	5	3	7	1	3	3	5	31
Septembre.....	5	2	5	7	4	3	2	1	11	0	40
Octobre.	4	4	8	7	0	5	6	4	5	3	46
Novembre......	4	7	4	4	4	6	2	3	6	1	40
Décembre.	2	2	7	4	2	7	2	3	3	5	37
Total.	31	21	58	64	52	59	34	35	54	49	457

COUVERT.

Nombre de jours pendant lesquels le soleil n'a pas paru.

| | ANNÉES. | | | | | | | | | | TOTAL. |
	1851	1852	1853	1854	1855	1856	1857	1858	1859	1860	
Janvier.........	2	4	4	2	4	5	0	0	0	3	24
Février........	1	1	3	4	2	6	2	6	2	6	33
Mars.........	1	4	2	6	2	7	5	1	3	0	31
Avril.........	6	5	2	3	1	2	1	0	4	4	28
Mai.........	2	6	1	8	2	4	0	0	0	1	24
Juin.........	0	8	7	5	0	1	0	2	1	4	28
Juillet........	2	2	4	1	2	1	0	1	0	2	15
Août.........	0	2	2	1	1	1	1	1	1	1	11
Septembre.....	1	1	1	2	1	1	0	1	1	1	10
Octobre.......	2	1	3	1	1	0	0	0	1	4	13
Novembre.....	0	1	0	2	2	0	0	3	1	3	12
Décembre......	1	2	4	1	5	0	1	0	3	2	19
Total......	18	37	33	36	23	28	10	15	17	31	248

PLUIE.

Nombre de jours pendant lesquels il a plu peu ou beaucoup.

	ANNÉES										TOTAL.
	1851	1852	1853	1854	1855	1856	1857	1858	1859	1860	
Janvier........	9	5	7	10	9	12	6	4	7	10	79
Février........	5	3	7	0	15	4	6	6	6	3	55
Mars..........	8	4	13	1	13	7	4	6	2	3	61
Avril.........	6	7	3	3	8	12	13	6	4	11	73
Mai..........	10	5	20	10	5	10	6	7	10	10	93
Juin..........	2	3	5	11	9	7	7	3	10	5	62
Juillet........	4	5	1	2	2	2	3	5	1	3	28
Août..........	3	4	5	1	4	3	7	5	5	2	39
Septembre.....	7	9	5	2	8	14	8	7	3	12	75
Octobre.	9	11	6	8	16	7	8	8	14	3	90
Novembre.....	9	10	13	11	13	3	5	10	5	15	94
Décembre.....	2	8	7	6	3	6	2	4	10	11	59
Total......	74	74	92	65	105	87	75	71	77	88	808

Variations thermométriques.

Maximum... 32° centigrades (le 3 août 1859).
Minimum. .. 0° centigrade (le 22 janvier 1855).

Oscillations barométriques.

Maximum.... , ...:......... 773^{mm},3
Minimum................. .... 738^{mm},0

RÉCAPITULATION.

Beau.................. 2140 jours.
Soleil et nuages.......... 457
Couvert. 248
Pluie 808

Total.......... 3653 jours.

TABLEAUX SYNOPTIQUES

DES

OBSERVATIONS MÉTÉOROLOGIQUES

FAITES A MENTON (ALPES-MARITIMES),

Par M. le docteur FARINA,
Médecin et chirurgien, attaché à la ville et à l'hôpital.

Depuis le 1er janvier 1861 jusqu'au 31 décembre 1862.

Moyenne mensuelle et décimale de la température
(thermomètre centigrade).

	ANNÉE 1861.			ANNÉE 1862.		
	Soleil levant.	2 heures.	Soleil couchant.	Soleil levant.	2 heures.	Soleil couchant.
Janvier....	8,4	12,0	10,1	6,4	11,1	9,1
Février....	9,4	14,0	11,4	8,2	13,0	10,9
Mars......	10,2	16,3	13,1	11,3	15,8	13,3
Avril......	13,0	19,3	13,9	13,8	20,3	17,0
Mai......	16,7	22,8	19,4	16,6	32,9	19,8
Juin......	21,4	26,1	23,5	19,5	25,8	23,6
Juillet....	21,9	26,5	25,3	21,3	27,8	26,7
Août......	23,3	28,4	27,0	21,1	27,0	25,8
Septembre .	19,3	24,1	22,1	17,1	22,1	20,8
Octobre....	16,4	20,6	19,7	16,2	21,0	19,4
Novembre..	11,3	15,4	13,3	11,5	15,9	14,0
Décembre..	8,5	12,7	11,3	7,5	12,0	10,0

Moyenne mensuelle et décimale de la température
(thermomètre centigrade).

Observations faites soleil levant, 2 heures, soleil couchant

	ANNÉE 1861.	ANNÉE 1862.
Janvier.......	10,1	8,9
Février.......	11,6	10,6
Mars........	13,2	13,7
Avril........	16,1	17,1
Mai........	19,7	19,8
Juin........	23,6	23,1
Juillet........	24,9	25,1
Août........	26,3	24,7
Septembre....	22,1	20,2
Octobre.......	19,0	19,0
Novembre.....	13,3	13,9
Décembre ...	10,7	9,9

	MOYENNE mensuelle des observations minima.		MOYENNE mensuelle des observations barométriques.		MOYENNE mensuelle des observations hygrométriques.	
	1861	1862	1861	1862	1861	1862
	o	o	mm	mm	o	o
Janvier.....	6,1	5,5	760,1	757,4	49,7	58,3
Février.....	6,8	6,8	763,5	758,8	49,0	56,1
Mars........	7,4	10,0	761,0	754,7	48,4	60,6
Avril.......	9,5	12,8	769,0	759,9	53,6	56,6
Mai........	13,0	15,6	762,4	759,7	52,4	59,1
Juin........	17,7	18,8	763,0	757,8	55,3	58,8
Juillet......	19,7	20,9	762,0	761,6	56,3	59,8
Août.......	22,0	20,6	763,4	759,9	58,8	55,4
Septembre..	18,2	16,8	762,5	760,4	59,1	61,5
Octobre.....	15,5	15,5	764,3	760,9	58,0	58,8
Novembre...	10,4	10,8	763,7	753,9	57,9	60,5
Décembre..	7,4	6,7	759,5	761,6	55,0	56,6

Variations thermométriques.

	ANNÉE 1861.	ANNÉE 1862.
Maximum....	+ 30°,0	+ 30°,5
Minimum....	+ 2°,5	0°,0

Oscillations barométriques.

	ANNÉE 1861.	ANNÉE 1862.
Maximum......	771^{mm},9	771^{mm},9
Minimum......	744^{mm},5	742^{mm},6

Variations hygrométriques.

	ANNÉE 1861.	ANNÉE 1862.
Maximum......	64°,6	67°,0
Minimum......	35°,0	35°,0

	BEAU [1].		NUAGEUX ET SOLEIL [2].		COUVERT [3].		PLUIE [4].	
	1861	1862	1861	1862	1861	1862	1861	1862
Janvier	10	9	12	10	6	2	3	10
Février	8	8	4	7	6	6	10	7
Mars......	23	6	1	9	2	5	5	11
Avril.	17	8	6	16	3	5	4	1
Mai.	13	6	12	16	3	1	3	8
Juin.......	19	9	9	13	1	1	1	7
Juillet.	21	23	5	7	3	»	2	1
Août.......	29	17	2	11	»	»	»	3
Septembre..	16	8	10	6	2	4	2	12
Octobre....	19	12	3	12	3	»	6	7
Novembre..	14	7	3	5	4	»	9	18
Décembre ..	17	15	8	9	4	3	2	4
Total..	206	128	75	121	37	27	47	89

[1] Le soleil a paru sans nuages. — [2] Le soleil a paru avec des nuages.— [3] Le soleil n'a pas paru. — [4] Il a plu peu ou beaucoup.

RÉCAPITULATION.

	1861	1862
Beau.................	206 jours.	128 jours.
Nuageux et soleil........	75	121
Couvert.	37	27
Pluie................	47	89
Total....	365 jours.	365 jours.

TABLE DES MATIÈRES.

Paris. — Imprimerie de L. Martinet, rue Mignon, 2.